Ama Fleud-Floyd

Teoria Generale della Relatività della Psiche

***

Libro 20

***

Dottrina della psicologia

***

***

Dottrina delle somatosi primaria e secondaria

***

***

A Dio, ai miei genitori e al mondo

***

Ai miei amati genitori -

Mi hanno mostrato il Modello eterno dell'umanità.

***

***

"E il più grande di loro è l'Amore"

***

***

***

Qui inizia come l'ultima di tutte le scienze la scienza della psiche.

***

***

***

La vera scienza inizia con una definizione dell'oggetto dei suoi studi. La pseudoscienza fornisce una storia, più o meno interessante, ma nessuna definizione.

Ci sono milioni di libri e opere che trattano della psiche e dei suoi disturbi. Hai mai incontrato in qualcuno di loro una definizione della psiche?

Una definizione valida in tutto il mondo?

Il resto è silenzio?

Decidi, dopo aver letto tutti i libri di questo lavoro.

***

***

***

Definizione

La Psiche è un processo di uno scambio simbolico attuale tra il soggetto della psiche e il suo ambiente attuale (definizione soggettiva).

La Psiche è un processo di uno scambio simbolico attuale tra due soggetti della psiche (definizione oggettiva).

***

***

***

Prefazione

***

***

1.

Nel mio lavoro spiego questa definizione. La mia definizione della psiche la definisce come un fenomeno dinamico. Non statica come la psiche è stata intesa e descritta fino ad ora.

2.

In altre parole, tutte le descrizioni statiche della psiche sono solo metafore. Significa che in realtà tutto il linguaggio psicologico fino ad ora, a cominciare dalle opere di Freud e milioni di libri di altri autori, dovrebbe essere visto come una specie di poesia e non, ovviamente, come una scrittura scientifica! Tuttavia, fino ad ora è stato compreso letteralmente! E in tal modo una falsa scienza ha fuorviato la civiltà e milioni di persone che soffrono.

3.

Nel frattempo, è assurdo che un'affermazione così ovvia per tutti suoni come una grande scoperta che la psiche non è un oggetto osservabile. Dopotutto, nessuno l'ha mai visto! Quindi non possiamo né osservarlo, né descriverlo come un oggetto.

4

Questo assurdo è più assurdo della situazione prima di Copernico per quanto riguarda l'ovvia osservazione comune che il Sole si muoveva nel cielo. Tutti potevano vederlo con i propri occhi. Eppure Copernico fu l'unico a mettere in dubbio questa comune osservazione.

5.

In effetti era la dichiarazione di Copernico ciò che era assurdo! In un certo senso, essendo in contraddizione con il fatto osservabile, la dichiarazione di Copernico fu in un modo giustificato respinta dalla scienza dell'epoca. La scienza davanti a Lui aveva una prova osservabile di cosa si muoveva e cosa no. Tuttavia la prova finale potrebbe avere solo quelli di noi che potevano vedere la Terra dallo spazio cosmico. Significa che l'osservazione, essendo alla base di tutta la scienza, non basta però per essere decisiva. Il punto di vista dell'osservazione è decisivo.

II

1.

La superficie della Terra era un punto di vista sbagliato per decidere se il Sole si muoveva intorno alla Terra o era il contrario. Ma fino al XX secolo era l'unico punto di vista accessibile, quindi fino ai viaggi cosmici l'osservazione che il Sole si muove intorno alla Terra era del tutto giustificabile.

2.

Con il mio lavoro voglio mostrare che nel caso della psiche è anche questione del punto di vista.

3.

Fino ad ora la psicologia era fondata sul punto di vista statico sulla psiche. La psiche è stata descritta da Freud, il fondatore della psicologia del XX secolo, come un oggetto statico. Era diviso da lui in modo tipicamente statico in porzioni, come: "ego", "superego", "id", "coscienza", "subconscio". Era una specie di mondo magico con le sue strutture statiche enigmatiche, un mondo di oggetti totalmente estranei alla vita quotidiana delle persone. E da qui la necessità di un traduttore che dovrebbe essere uno psicoterapeuta. Un cliente presume che lo psicoterapeuta conosca il mondo enigmatico della psiche e sarà in grado di descriverlo in un linguaggio compreso da tutti.

4.

Questo approccio assomiglia molto al modo in cui funzionano i gruppi spirituali. Sia nel caso della psicologia di oggi che nel caso dei gruppi spirituali c'è un gruppo di persone che "conoscono" la conoscenza "sacra" rispettivamente della psiche e del mondo spirituale e c'è il resto delle persone che lo sanno niente o sapere solo quanto gli dirà chi "sa". Due mondi: sacrum (il mondo a cui solo chi sa ha accesso) e profanum (i clienti di chi sa).

5.

In realtà, che cos'è questa conoscenza "sacra" della psicologia fino ad ora?

È una storia inventata e continuamente reinventata sul sacro - un mondo enigmatico della psiche, dove nulla è certo, tutto è possibile, e il ruolo più importante è giocato da coloro che "sanno" di raccontare a un cliente una storia su la psiche.

III

1.

I più grandi narratori della psicologia fino a quel momento, come Freud, erano quelli le cui storie erano le più originali e ... strane. Perché strano? Perché il "sacrum" non può essere banale come il "profanum", se devono essere nettamente separati l'uno dall'altro. Senza questa separazione non ci sarebbe bisogno di chi "sa". Questo spiega perché la "psicologia" di finora non è arrivata fino ad ora per diventare una scienza.

2.

La scienza distrugge l'osso sacro, perché la scienza scopre le leggi per capire il mondo. E il mondo governato dalle leggi non è più enigmatico. In questo modo il sacro diventa il profano. Di conseguenza coloro che "sanno" sono superflui. Conoscere le leggi della Natura e usare il pensiero logico è sufficiente per andare avanti nel mondo profano. Tutti possono farlo.

3.

Questo è il motivo per cui coloro che "sanno" nella "psicologia" fino ad ora sono gli ultimi a cercare di stabilire e rendere popolare qualsiasi legge che governa la psiche (se le capita di scoprirle). Un giorno, in cui la psiche diventa la scienza, sarà il loro ultimo giorno. Combatteranno prima, tuttavia, qualsiasi tentativo reale di far diventare la psicologia la scienza.

4.

Quando si tratta della psiche, ognuno dalla propria esperienza accetta il fatto che esista. La domanda è solo che nessuno potrebbe mai vederlo con gli occhi come un oggetto osservabile. Tuttavia tutti accettano le sue descrizioni metaforiche come se fossero quelle di un oggetto osservabile. Perché?

5.

Perché fino ad ora le persone non hanno avuto scelta! Lo stesso di fino a Copernico. Non c'erano alternative. Le persone credono in ciò che scrivono gli autori. Hai tra le mani l'alternativa alla descrizione della psiche di finora.

IV

1.

Allora, cosa possiamo dire della psiche? Scientificamente

parlando, solo questo è ciò che si può osservare.

Naturalmente, come mostra l'esempio di Copernico, l'osservazione in sé non è una garanzia che ciò che vediamo sia ciò che vediamo. Ma nel caso della psiche è esattamente il contrario del caso di Copernico. Perché l'osservazione di finora non vede nulla!

2.

Fino ai viaggi cosmici la procedura scientifica basata sull'osservazione, che è la condizione sine qua non della vera scienza, non poteva accettare i calcoli di Copernico. Anche se matematicamente parlando sembravano corretti e plausibili. In altre parole, Copernico, 400 anni prima dell'osservazione fatta dal punto di vista dello spazio cosmico, ha fornito argomenti matematici che l'osservazione fatta dal punto di vista della superficie terrestre era sbagliata.

3.

Il mio ruolo nella storia dell'esplorazione della psiche è l'opposto del ruolo svolto da Copernico nell'esplorazione del cosmo.

4.

Vale a dire, Copernico con argomenti matematici ha dimostrato che la descrizione dell'osservazione del movimento del Sole nel cielo era solo una parvenza del vero. E l'errore di quella falsa osservazione consisteva in un punto di vista sbagliato dell'osservazione del movimento del Sole.

5.

Io, a mia volta, con le mie logiche, biologia, fisica, chimica e argomenti evolutivi cerco di dimostrare che la descrizione della psiche in vigore basata su nessuna osservazione è anche solo una parvenza del vero. Una veste che è la stessa inventata come era prima di Copernico.

V
1.

Una cosa però salta agli occhi. Le persone di 2000, 1000 e 400 anni fa sembravano pensatori migliori delle persone di oggi! Perché?

Questi antichi popoli, anche se sbagliati nella loro descrizione del movimento del Sole, sono scusati dall'argomento dell'osservazione a loro favore.

Le persone del XX secolo, a loro volta, credono in una

descrizione della psiche basata sull'argomento della non osservazione ...

2.

Il mio ruolo in questo punto di svolta dell'esplorazione della psiche è fermare l'era delle descrizioni della psiche basate sull'assenza di osservazione. Per rendere possibile questa osservazione ho dovuto cercare la possibilità di osservare la psiche. E questa possibilità potrebbe essere trovata, ma non là dove milioni e milioni di persone non l'hanno trovata prima di me. Non si trovava nella dimensione statica della realtà.

3.

La mia svolta copernicana è stata quella di spostare il mio punto di vista sull'osservazione della psiche dalla dimensione statica della realtà a quella dinamica. E questo atto ha fatto la differenza. Finalmente ho potuto osservare e definire cos'è la psiche. Definizione della psiche in mano, potrei iniziare la scienza della psiche.

4.

 E ciò che si può osservare è un fenomeno dinamico. Il processo dinamico!

Questo processo dinamico lo chiamo nella mia definizione della psiche, l'attuale scambio simbolico! Significa che non è possibile parlare della psiche di una persona. Non esiste. Ciò che esiste è solo la psiche come scambio simbolico attuale momentaneo. Significa che la psiche di una persona è una sequenza di scambi simbolici momentanei infinitamente piccoli, come la luce è la sequenza di fotoni infinitamente piccoli di luce.

Per questo motivo la psiche come processo può essere disturbata, ma, ovviamente, non può essere malata (!) E per questo (non l'unico) il titolo di quest'opera è:

"Teoria della Relatività Psiche Generale".

5.

(Naturalmente, troverete ancora in questo lavoro espressioni che ricordano l'era delle descrizioni della psiche statica (due poli, spazio interpolare, ...).

Non potevo, però, iniziare a scrivere di psiche usando un

linguaggio che non è compreso da te, mio caro Lettore, già dalle prime pagine. Per un motivo molto semplice: nessuno prima di me ha scritto della psiche come di un fenomeno dinamico, come la luce o il tempo.

 Forse ti chiedi, perché sono l'unico a trattare la psiche come un fenomeno e non come un oggetto. La risposta è semplice. Perché non ho mai visto la psiche e non ho mai sentito dire che qualcuno l'abbia. Eppure esiste! La conclusione è una: è un fenomeno dinamico.)

Dottrina

1.

Perché la somatosi?

La psicosi primaria è un'idea per una tale aberrazione della psiche d'ansia, in modo che questa psiche potesse uscire dal sovraccarico di ansia, prima che l'evoluzione sviluppasse la coscienza così forte che la coscienza era in grado di superare l'ansia. Ma prima della psicosi primaria il fenomeno della somatosi è apparso nel corso dell'evoluzione come prima conseguenza dell'angoscia.

2.

Nel frattempo, la somatosi è la stessa aberrazione nel funzionamento del corpo umano come la psicosi nel caso della psiche umana! In entrambi i casi si tratta della de-realizzazione del senso funzionale del processo.

3.

E così, nel caso della psicosi primaria il processo psicologico diventa così irreale, cioè distaccato dalla realtà che la psiche si sposta a un livello di funzionamento superiore a quello reale, a un livello simbolico. A questo livello l'ansia è privata della catastrofica nocività della sua dimensione fisica e nella dimensione simbolica l'ansia diventa un fattore che ispira una vita simbolica creativa.

4.

E la somatosi? Qui il processo fisiologico reale è sostituito da un processo irreale, non fisiologico, cioè un processo definito dalla medicina come un processo patologico. Possiamo quindi giustificatamente vedere un'analogia tra il processo irreale chiamato processo patologico delle funzioni corporee e il processo irreale chiamato psicosi delle funzioni psichiche.

5.

Mentre la psicosi si rivela una conquista estremamente preziosa per la specie umana, poiché apre una nuova dimensione dell'esistenza, la dimensione simbolica, la questione se anche la somatosi abbia un senso è estremamente rischiosa.

II

1.

Mettiamolo chiaramente. Tutte le malattie umane non sono altro che somatosi!

E il processo patologico di ogni malattia, specialmente una malattia endogena, cioè quella che non insorge per interferenza da parte di un fattore esterno, non è altro che una funzione distaccata dalla realtà fisiologica di un dato organo del corpo . E anche nel caso di una malattia esogena l'influenza di un fattore esterno si limita a indurre la derealizzazione del processo fisiologico e quindi allo stesso con cui si ha a che fare in una malattia endogena. Quindi l'analogia tra psiche e somatica è perfetta!

2.

Perché questa analogia sia davvero perfetta, tuttavia, manca ancora il parallelismo di due elementi. Vale a dire: l'elemento causale e l'elemento effetto. Se fossero anche analoghi, proveremmo l'origine comune e il senso comune della psicosi e della somatosi. Diamo un'occhiata.

3

  Cominciamo con l'elemento causale. Se l'ansia fosse la causa della psicosi primaria nel corso dell'evoluzione e l'ansia fosse costantemente un punto di riferimento per la psicosi primaria, allora dovrebbe essere anche la causa della somatosi primaria.

4.

Tuttavia, sorge la domanda: perché la Natura necessita, oltre alla psicosi primaria, anche della somatosi primaria?

5.

La prima risposta che mi viene in mente proprio per analogia con la psicosi primaria è naturalmente che la somatosi è il secondo meccanismo di difesa contro l'ansia, essendo la prima la psicosi primaria. E chissà, forse cronicamente non il secondo, ma il primo?

Come è possibile, se è possibile?

III

1.

Guardando la vita degli animali selvatici, sono sempre stupito dal loro potere di sopravvivenza. Sia nelle gelate siberiane che nei tropici, per non parlare delle zone temperate, tutti gli animali sono così perfettamente armonizzati con la Natura che non si ammalano quasi mai per tutta la vita. Si ammalano solo nella vecchiaia, e questo è ciò che è la vecchiaia negli animali.

2.

Nel frattempo, l'uomo come unica specie tra i mammiferi è una specie estremamente delicata dal punto di vista della salute e quindi soffre di qualsiasi malattia e costantemente per tutta la vita. Perché? Per che cosa? Qual è il punto?

3.

Sembra che dobbiamo ancora cercare la risposta a questa domanda nelle origini stesse della specie umana. Li ho già descritti abbastanza ampiamente nei miei lavori fino ad ora nel contesto dell'evoluzione della psiche dell'uomo. E si scopre che la tendenza dell'uomo ad ammalarsi è inaspettatamente strettamente correlata alla questione della nascita della psiche umana!

4.

Ho dimostrato molte volte nel mio lavoro la tesi che la Natura riconosceva la mutazione dell'ansia come estremamente pericolosa per gli animali e quindi per le scimmie preumane.

Inoltre, ci sono prove che la Natura considerasse la mutazione dell'ansia decisamente catastrofica. Il motivo principale non era la distruzione della psiche. Inaspettatamente l'ansia si è rivelata più pericolosa per il corpo quanto per la psiche! Per farla breve, la distruzione dell'organismo da parte dell'ansia è proprio la somatosi.

Poiché la questione risale alla psicosi primaria, utilizzeremo d'ora in poi il termine di somatosi primaria.

5.

Allora qual è esattamente il fenomeno della somatosi primaria?

IV

1.

   Ebbene, l'ansia essendo in senso fisico una continua emissione spontanea di onde cerebrali elettromagnetiche attraverso la continua stimolazione del Sistema Nervoso Centrale ed Autonomo colpisce tutto il corpo attraverso il rilascio nel sangue dei neurotrasmettitori e delle sostanze endocrine.

   2.

Una stimolazione così costante (tranne che per il sonno) è inevitabilmente estremamente costosa in termini di energia ed è questo che alla Natura non piace alla lunga. L'energia non ha prezzo per la Natura ed è per questo che il processo di evoluzione significa anche lottare per un libero accesso alle fonti energetiche e limitarne la dispersione.

3.

Inoltre, una così costante stimolazione dell'ansia insensata dell'intero organismo disturba il corso dei processi fisiologici di tutti gli organi e sistemi dell'organismo, in particolare il sistema immunitario.

4.

Pertanto, la Natura non doveva attivare alcun meccanismo aggiuntivo per eliminare gli individui con una mutazione d'ansia. Si sono eliminati attraverso una maggiore morbilità, attraverso la somatosi primaria.

5.

In altre parole, la somatosi primaria è un processo continuo, innescato dall'ansia, il processo di disturbo delle funzioni fisiologiche del corpo che porta ad una diminuzione dell'immunità dell'organismo e di conseguenza a una malattia.

v
1.

Contrariamente alle assurde tesi di alcuni circoli psicologici, la malattia non è mai stata e non sarà mai una "via di espressione e comunicazione". In senso psichico la malattia è un fenomeno del tutto assurdo e darle un significato psicologico è l'espressione di una scrittura fiabesca totale, così prontamente praticata nel campo non scientifico della cosiddetta psicologia fino ad ora.

2.

Le malattie organiche umane sono la prima conseguenza dell'ansia. Sono la conseguenza fisica dell'ansia e fin dall'inizio avrebbero dovuto eliminare gli individui ansiosi dalla razza dell'evoluzione e dall'ulteriore storia della vita sulla Terra.

E c'erano le condizioni affinché questi individui morissero effettivamente a causa della piaga delle malattie che li colpì.

Il meccanismo della somatosi primaria è una trappola senza via d'uscita: l'ansia disturba i processi fisiologici dell'intero organismo e di conseguenza la sua immunità diminuisce.

3.

Questo è il motivo per cui tutti gli altri animali non soffrono quasi mai di malattie, vivendo in condizioni climatiche e meteorologiche estreme, spesso fredde, affamate, surriscaldate, ecc ... I processi fisiologici del loro corpo non vengono disturbati! Ecco perché né la pioggia, né il freddo, né la fame sono pericolosi per loro!

4.

E l'uomo è così delicato, così fragile. Pochi minuti sotto la pioggia e l'uomo sta male.

Qualcuno starnutisce nelle vicinanze e l'uomo è malato ...

5.

A proposito, sfatiamo il mito di uno stile di vita sano così popolare tra le persone moderne come un modo per salvare la loro salute. In effetti, evitare tutte le minacce alla salute umana, come le minacce biologiche, chimiche e fisiche, avrebbe senso e sarebbe efficace, se non fosse per il fatto che l'uomo ha un meccanismo di somatosi primaria incorporato nei geni.

VI

1.

Il fatto che siamo vivi non è il risultato di uno stile di vita sano perché non ha importanza per la somatosi.

Se è così, perché viviamo, condannati a scomparire fin dall'inizio della nostra razza?

C'è solo una spiegazione. C'è ... un miracolo dietro!

Che miracolo?

Il miracolo della psicosi primaria.

2.

Subito dopo la comparsa della somatosi primaria, iniziò

inaspettatamente un processo completamente incomprensibile, vale a dire il processo di rendere irreali le esperienze mentali. Una tale derealizzazione non è altro che la psicosi primaria!

E una tale psicosi non è altro che uscire dall'ansia!

Com'è possibile?

3.

Ho già descritto l'aspetto fisico dell'ansia e della psicosi primaria. L'ansia è un'emissione continua spontanea di onde cerebrali elettromagnetiche. È l'ansia che sconvolge la normale funzione fisiologica di tutti i sistemi del corpo. Ma venti e alcuni milioni di anni fa quell'ansia inizia a essere consapevolmente modellata dal cervello e il risultato sono emissioni cerebrali simboliche! I nostri pensieri!

4.

Questo meraviglioso momento, in cui il cervello della prima scimmia primordiale iniziò a trasformare coscientemente l'ansia fatale in un'onda cerebrale simbolica, è un punto di svolta nel destino dei primati umani e dell'intera specie umana.

5.

A questo punto vorrei sottolineare i 3 eventi più importanti per la sopravvivenza della specie umana condannata e quindi per il suo fenomenale successo evolutivo.

VII

1.

Quindi, il primo evento è l'emergere di una psicosi primaria salutare.

Sì, salutare perché bloccava l'emissione dell'onda cerebrale dell'ansia che era disastrosa per la psiche primordiale e per i sistemi dell'intero organismo. Questa capacità di fermare l'emissione di ansia nel cervello è stato il secondo di questi tre eventi.

E alla scimmia primitiva fu data un'arma per combattere l'ansia. Per sopravvivere ha dovuto continuare e affinare la capacità di interrompere l'emissione dell'onda cerebrale dell'ansia. E questa capacità di trasformare un'onda d'ansia spontanea in un'onda cerebrale modulata con precisione è proprio il pensiero! Questo è il terzo dei tre eventi che hanno salvato la specie umana!

2.

Naturalmente, tutti questi tre eventi sono stati iscritti per sempre nei geni della nostra specie, poiché questo è il meccanismo di selezione naturale dell'evoluzione per promuovere questi guadagni evolutivi che sono benefici per la sopravvivenza della specie.

3.

L'ansia e la conseguente somatosi primaria furono e sono la più grande catastrofe nella storia della specie umana. Siamo stati salvati dalla psicosi primaria che ha bloccato la somatosi primaria. E, infine, pensare.

4.

È grazie a questa premessa negativa che pensare in termini di evoluzione in modo elettrizzante, perché in soli ventidue milioni di anni, si è sviluppato a tal punto da creare una dimensione di esistenza completamente nuova sconosciuta alla Natura, una dimensione simbolica.

5.

Solo una premessa negativa, cioè quella in cui il motivo dell'azione è scappare dalla spiacevolezza e dalla sofferenza è la più facile da capire anche per forme primitive di intelligenza. E così erano le scimmie preumane.

VIII

1.

Dobbiamo il nostro successo nell'evoluzione e poi il

successo della nostra civiltà a questo volano del progresso che è da un lato l'ansia e la somatosi primaria, e dall'altro la psicosi primaria, il pensiero e l'interruzione sia dell'ansia che della somatosi primaria. . Ma questo lavoro deve essere svolto costantemente per sopravvivere.

2.
  Se il lavoro della psicosi primaria e del pensiero rallenta, sfortunatamente

riappare l'impatto negativo dell'ansia.

L'ansia significa una distruzione della psiche e la somatosi primaria significa una distruzione dell'organismo.

Nota che tutti e tre i tipi di umanità, T1h, T2h, T3h, hanno lo stesso lavoro da fare con strumenti leggermente diversi. E così, nel caso di T1h abbiamo solo la psicosi primaria come strumento. Nel caso di T2h questo è solo l'AEI. Infine, T3h ha gli strumenti sotto forma di AEI e psicosi episodica e somatica.

3.

 Allo stesso tempo, vale la pena chiedersi se la psicosi episodica e la psicosi somatica siano davvero utili in questa lotta umana per la sopravvivenza quanto la psicosi primaria e l'EAI.

4.

Si noti che entrambe queste psicosi vanno oltre la psiche e disturbano la funzione dell'organismo, a differenza della psicosi primaria che è limitata solo alla psiche. Ed ecco il problema.

5.

La somatizzazione della psicosi da parte delle persone T3h non è un meccanismo di difesa contro l'ansia, come lo sono la psicosi primaria e gli AEI, ma è una ricaduta alla somatosi primaria! E questo, come ho scritto prima, è il meccanismo di distruzione dell'organismo. Pertanto, nel caso di psicosi episodiche e somatiche da parte delle persone T3h, ci occupiamo della riattivazione della somatosi primaria e quindi chiameremo tutte queste psicosi le somatosi secondarie.

IX

1.

Le psicosi episodiche e somatiche di T3h chiamate d'ora in poi somatosi secondarie non dovrebbero essere lasciate a fare il loro corso. Attraverso la psicoterapia il potenziale anti-ansia di queste persone dovrebbe essere rafforzato in modo che il sovraccarico di ansia non si verifichi affatto o il più raramente possibile. Questo potenziale è, ovviamente, principalmente

AEI che è problematico nelle persone T3h.

2.

In tutti i tipi di umanità possono esserci periodi più o meno lunghi di sbilanciamento dell'ansia sui meccanismi anti-ansia. E poi c'è il rischio di riattivazione dell'antico meccanismo della somatosi primaria. Come risultato di questo processo, come ho già spiegato, la funzione di tutti i sistemi corporei è disturbata, il che si manifesta con una diminuzione dell'immunità del corpo. Le persone T3h sono le più esposte a tale riattivazione e la conseguente comparsa di somatosi secondaria e le persone T1h meno.

3.

E a questo punto vale la pena ripetere ciò che ho già detto in altre parole, che non si tratta di fattori patogeni responsabili della formazione di malattie, ma dell'immunità che è indebolita dal processo di somatosi secondaria. E l'immunità, si scopre, è costantemente modellata negli esseri umani dall'influenza di due fattori opposti: ansia e meccanismi anti-ansia.

4.

Ciò è chiaramente visibile nel modo in cui si forma il sistema di equilibrio tra l'ansia ei meccanismi anti-ansia costantemente sviluppati nel periodo dello sviluppo, cioè nell'infanzia.

Come ben sappiamo, è un periodo in cui i bambini si ammalano regolarmente. Fino ad ora, attribuivamo questo fatto a vari agenti patogeni che presumibilmente avrebbero causato malattie infantili. Nel frattempo, la mia teoria della psicosi primaria e della somatosi primaria / secondaria getta una luce completamente nuova su questo fenomeno.

5.

   Secondo la mia teoria, come ho scritto molte volte al riguardo, la psiche del bambino durante l'infanzia è sotto l'ombrello anti-ansia della psicosi primaria. Tuttavia, non è un meccanismo anti-ansia completamente affidabile (tali meccanismi non esistono). Pertanto, quando la psiche e l'organismo del bambino sono cronicamente esposti alle psicosi episodiche di ansia, compaiono le riattivazioni della somatosi primaria, come nel caso delle persone T3h. Pertanto, chiamo queste somatosi le somatosi secondarie con vari gradi di somatizzazione e gravità. E così, le somatosi infantili secondarie con bassa somatizzazione sono principalmente psicosi ossessivo-compulsive, come tutte le ossessioni e le attività compulsive. E le somatosi secondarie con somatizzazione moderata e alta sono quasi tutte se non tutte le malattie dell'infanzia.

X

1.

Milioni di anni fa, quando emerse l'ansia, cioè le onde elettromagnetiche continue spontanee del cervello nel suo insieme, l'ansia era qualcosa che la Natura non conosceva e, a quanto pare, non voleva sapere.

2.

Ebbene, la storia dell'uomo, a partire dalle prime scimmie primitive fino ai giorni nostri, è la storia del cervello che esercita la capacità di trasformare onde elettromagnetiche continue spontanee in onde bersaglio e precise. Questo esercizio ha richiesto al cervello umano tra i venti ei trenta milioni di anni.

3.

A proposito, una piccola digressione. Le persone si chiedono se le capacità acquisite di usare il cervello, e quindi l'intelligenza, siano ereditate. La storia dello sviluppo del cervello umano lo dimostra!

4.

Il cervello umano apprende costantemente l'arte di plasmare l'emissione di onde elettromagnetiche perché emesse in modo deliberato e preciso sono un prodotto inestimabile. Sono pensieri. E ogni generazione successiva eredita dalla precedente le abilità acquisite di quest'arte.

5.

Così, molti milioni di anni fa, il cervello umano ha iniziato l'arte per essere preciso nell'emettere le onde elettromagnetiche. E il nostro cervello ha padroneggiato quest'arte a tal punto che la specie umana moderna è persino chiamata l'uomo pensante, Homo sapiens. Naturalmente, ci sono possibilità per un'ulteriore evoluzione del cervello umano.

XI

1.

Una di queste possibilità con grandi prospettive di ulteriore evoluzione del cervello è la moderazione di tutti i processi fisiologici del corpo da parte del cervello!

Fisicamente, questo è quanto più possibile in quanto venti milioni di anni fa era fisicamente possibile padroneggiare l'arte di moderare le emissioni di onde elettromagnetiche attraverso il cervello.

2.

Ma ora il nostro cervello non può ancora moderare i processi fisiologici del corpo e quindi, purtroppo, non mi sbaglio quando dico che se la nostra psiche potesse influenzare i processi fisiologici, questi seguirebbero i nostri pensieri e desideri espressi.

3.

Fisicamente è possibile, ma il nostro cervello non può ancora farlo. Il che non significa che non ci saranno individui con questa abilità in un futuro più o meno lontano o forse ci saranno già persone del genere che hanno padroneggiato un metodo di allenamento psichico che consente alle cellule del corpo di moderare il cervello. Perché siamo chiari: ci sono possibilità!

4.

Milioni di anni fa, apparvero le onde elettromagnetiche spontanee del cervello che continuavano per tutto il periodo di veglia e poi il cervello umano acquisì la capacità di modellare queste onde in onde che non erano più spontanee ma intenzionali e precise: i vettori dei simboli, solo i pensieri.

5.

Una malattia del corpo iniziata mentalmente, cioè una malattia iniziata dal sovraccarico di ansia? Questo non ricorda le onde elettromagnetiche spontanee che il nostro cervello ha imparato a moderare nel tempo? Ciò mostra la possibile prospettiva di un ulteriore sviluppo delle capacità del cervello umano.

XII

1.

Poiché è possibile che tali malattie esistano e abbiamo mostrato come sia fisicamente possibile, è possibile fare un ulteriore passo. Poiché la malattia psicosomatica come la somatosi secondaria è un fenomeno analogo al fenomeno delle onde cerebrali elettromagnetiche spontanee continue, in entrambi i casi il cervello rivela una nuova qualità del suo funzionamento.

2.

Milioni di anni fa questa nuova qualità era l'emissione continua di onde elettromagnetiche non pianificate, per così dire, inutili da parte dell'intero cervello.

3.

Nel ventesimo secolo abbiamo scoperto un'altra qualità nel lavoro del cervello che può evolversi nel tempo meravigliosamente come queste onde elettromagnetiche continue che sono il registro fisiologico dell'ansia. Questa nuova qualità scoperta del lavoro cerebrale sono le malattie psicosomatiche (le somatosi secondarie), un fenomeno che a prima vista potrebbe sembrare inutile e insensato come l'ansia.

4.

Ma l'ansia è l'antenata dei pensieri. Nel caso delle somatosi secondarie a loro volta, se indirizziamo l'evoluzione del cervello umano in questa direzione, le somatosi secondarie saranno l'antenato della capacità di controllare i processi fisiologici da parte della coscienza umana!

5.

Naturalmente, ci sono voluti molti milioni di anni perché le onde cerebrali elettromagnetiche continue spontanee si trasformassero in onde moderate dalla volontà umana che codificano la registrazione dei pensieri ...

XIII

1.

Né un preumano, né un essere umano, ovviamente, hanno lavorato coscientemente per ottenere questa abilità. Il cervello si è sempre allenato in questo da solo e si allena continuamente senza la nostra volontà. Ed è probabilmente per questo che ci sono voluti così tanti milioni di anni per padroneggiare l'arte di moderare le onde elettromagnetiche emesse dal cervello.

2.

Il percorso dalle somatosi secondarie alla moderazione dei processi fisiologici sarà molto, molto più veloce perché saremo in grado di plasmarlo consapevolmente per mezzo della nostra volontà.

3.

Il percorso dall'ansia ai pensieri non era così diretto. In effetti, non era nemmeno un modo, ma un vagabondare della specie umana nel deserto dell'evoluzione.

4.

Probabilmente il cervello ha testato varie forme di

funzionamento sin dalla comparsa dell'ansia che, alla luce della mia teoria della psiche umana, è il suo inizio definibile come specie separata.

  Le onde cerebrali continue spontanee dell'ansia hanno avviato probabilmente molti percorsi evolutivi. Oggi non sappiamo nulla di loro. È difficile immaginare e fantasticare su come sarebbe potuta andare a finire il destino di questo straordinario, anche se a prima vista insensato fenomeno dell'ansia.

5.

Una cosa sappiamo è che tra i tanti percorsi possibili che si sono persi nell'antica preistoria della specie umana, il sentiero dei pensieri è rimasto quello più adatto e utile perché appaia la dimensione simbolica.

Inoltre, il cervello umano ha percorso questa strada con un completo successo! La dimensione simbolica è diventata quasi un marchio di fabbrica del nostro genere. Descartes lo disse molti secoli fa solo con poche parole precise: "Penso, quindi sono".

Abbreviazioni

Blocco dell'ansia AB

Allerta ansia-emotiva AEA

AEI Ansia-Intelligenza Emotiva

Polisimbolicità ciclica CP

Sindrome dell'infanzia da CS

EP Episodic Psychosis

Autostima esterna ESE

Scambio simbolico esterno ESEx

Polisimbolicità genetica / schizofrenia gP / S

Polisimbolicità / schizofrenia indotta da IP / S

ISE Autostima interna

Scambio simbolico interno ISEx

LI Logic Intelligence

Psicosi primaria negativa da NPP (depressione)

PSPM Parallela Simbolica Psiche Me

Programma PRNL per il ritorno alla vita normale

Scambio simbolico parallelo PSEx

SBM Symbolic Brain Me

SE Autostima

Scambio simbolico SEx

Polisimbolicità simultanea SP

SPM Symbolic Psyche Me

SSPM Sleep Symbolic Psyche Me

T1h Tipo 1 dell'Umanità (senza auto-distanza dalla psicosi primaria)

T2h Tipo 2 dell'Umanità (con auto-distanza dalla psicosi primaria)

T3h Tipo 3 dell'Umanità (tipo intermedio tra T1h e T2h)

www.ingramcontent.com/pod-product-compliance
Lightning Source LLC
Chambersburg PA
CBHW060850220526
45466CB00003B/1315